Bibliografische Information der Deutschen Nationalbibliothek:

Die Deutsche Bibliothek verzeichnet diese Publikation in der Deutschen Nationalbibliografie; detaillierte bibliografische Daten sind im Internet über http://dnb.d-nb.de/ abrufbar.

Impressum:

Druck und Bindung: Books on Demand GmbH, Norderstedt Germany
ISBN: 9783346013040

Dieses Buch bei GRIN:

https://www.grin.com/document/497372

Anonym

Stressassoziierte Harninkontinenz. Einfluss des Beckenbodentrainings auf die Lebensqualität von Frauen

GRIN Verlag

GRIN - Your knowledge has value

Der GRIN Verlag publiziert seit 1998 wissenschaftliche Arbeiten von Studenten, Hochschullehrern und anderen Akademikern als eBook und gedrucktes Buch. Die Verlagswebsite www.grin.com ist die ideale Plattform zur Veröffentlichung von Hausarbeiten, Abschlussarbeiten, wissenschaftlichen Aufsätzen, Dissertationen und Fachbüchern.

Einfluss des Beckenbodentrainings auf die Lebensqualität von Frauen mit stressassoziierter Harninkontinenz

Seminararbeit Modul K

Wissenschaftstheorie, Methoden der Pflegeforschung II

im Rahmen des

Bachelorstudiums Pflegewissenschaft

an der

UMIT - Private Universität für Gesundheitswissenschaften,
Medizinische Informatik und Technik

Hall in Tirol, im Februar 2019

Inhaltsverzeichnis

1 Einleitung

„Eine Harninkontinenz liegt vor, wenn Urin unkontrolliert und unwillkürlich abgeht. Dabei fehlt oder mangelt es dem Körper an der Fähigkeit, den Blaseninhalt zu speichern, und Betroffene können selbst nicht mehr steuern, wann Urin abgegeben wird“ (Pflege, 2019). Laut den Daten der sechsten internationalen Konferenz über Inkontinenz (ICI) reicht das Problem der Harninkontinenz in der gesamten Bevölkerung von vier bis acht Prozent. Die Zahl der von dieser Erkrankung betroffenen Menschen hat in der gesamten Weltbevölkerung in den letzten Jahren stetig zugenommen. Im Jahr 2008 litten 346 Millionen Menschen an einer Harninkontinenz. Fünf Jahre später waren 383 Millionen davon betroffen. Gleichzeitig liegt eine Schätzung vor, dass im Jahr 2018 die Zahl der Menschen mit Harninkontinenz weltweit bei ungefähr 420 Millionen lag, davon 300 Millionen Frauen und 120 Millionen Männer (Radziminska et al., 2018).

1.1 Problemdarstellung

Die meisten Frauen, die an einer stressassoziierten Harninkontinenz leiden, klagen sowohl über körperliche als auch über soziale Einschränkungen. Folglich führt dies zu einem negativen Einfluss auf deren Lebensqualität. So kann beispielsweise das Schlafverhalten der Betroffenen beeinträchtigt sein. Anfangs besteht die Möglichkeit, dass sich diese Defizite kaum bemerkbar machen. Sie schleichen sich langsam ein und beeinträchtigen so nach und nach das Leben der Menschen mit Harninkontinenz. Um solchen Einschränkungen vorzubeugen, ist die Identifizierung und Charakterisierung von Faktoren, die zur Entwicklung von präventiven, diagnostischen und therapeutischen Strategien zur Verbesserung der Lebensqualität führen, erforderlich. Daher ist das Heranziehen von diversen Interventionsprogrammen notwendig. Durch Programme, wie beispielsweise das Beckenbodentraining, könnten hinderliche Umstände beseitigt oder besänftigt werden (Lopes et al., 2018).

1.2 Ziel der Arbeit

Das Ziel der Seminararbeit ist es, die Auswirkung des Beckenbodentrainings auf die Lebensqualität von Frauen mit stressassoziierter Harninkontinenz aufzuzeigen.

1.3 Aufbau der Arbeit

Die Seminararbeit ist in sieben Kapitel gegliedert, wobei die letzten zwei das Literaturverzeichnis und den Anhang beinhalten. Die nachstehenden Kapitelüberschriften haben jeweilige Unterbegriffe, die ebenfalls in dieser Arbeit behandelt werden. Generell erfolgt der Aufbau der Arbeit nach den Kriterien von Sturma, Ritschl, Dennhardt und Stamm (2016, S. 214). Im ersten Kapitel werden das Thema und die dazugehörigen Fakten dargestellt und definiert. Die Beschreibung des Forschungsproblems, das Ziel der Arbeit und der Aufbau der Arbeit runden den ersten Überbegriff ab. Im zweiten Abschnitt wird die Methodik thematisiert. Hier soll die Forschungsfrage aufgezeigt und die Vorgehensweise bei der Literaturrecherche beschrieben werden. Zudem wird die Selektion relevanter Literatur und deren kritische Bewertung veranschaulicht. Hierbei werden die Schritte von Sturma et al. (2016, S. 212ff) berücksichtigt und als Anhaltspunkt verwendet. Das dritte Kapitel behandelt die Ergebnisse der herangezogenen Studien. In diesem Abschnitt wird die Literatur analysiert, zusammengefasst und die Ergebnisse tabellarisch aufgezeigt. Anschließend wird die Deskription der Studien anhand des EME-Formats (Einleitung, Methodik, Ergebnisse) durchgeführt. Danach wird mit den Synthesen zu zwei Kernthemen fortgefahren und die Ergebnisse wie auch bei Sturma et al. (2016, S. 212ff) zusammengefasst. Die Ergebnisse werden im weiterführenden Kapitel Diskussion interpretiert und Limitationen benannt. In Kapitel fünf Schlussfolgerungen wird auf die Relevanz für die Pflegepraxis sowie für die Pflegeforschung eingegangen. Abgeschlossen wird die Seminararbeit mit dem Literaturverzeichnis und dem Anhang, welcher ein Suchprotokoll und drei kritische Würdigungen nach Panfil (2013, S. 209ff) beinhaltet.

2 Methodik

In diesem Abschnitt wird die Forschungsfrage behandelt und die Literaturrecherche nach Sturma et al. (2016, S. 212ff) veranschaulicht.

2.1 Forschungsfrage

Folgende Forschungsfrage wurde in dieser Seminararbeit beantwortet:
Wie beeinflusst das Beckenbodentraining die Lebensqualität von Frauen mit stressassoziierter Harninkontinenz?

Die Fragestellung wurde mithilfe des PEO-Schemas (Population – Interventions or Exposure - Outcome) formuliert.

2.2 Literaturrecherche

Für die Suche wissenschaftlicher Literatur wurden die pflegewissenschaftlich relevanten Datenbanken MEDLINE via PubMed, CINAHL Complete via EBSCOhost und Cochrane Library hinzugezogen. Damit die Fragestellung und die Literatur korrespondierten, wurde mit MeSh-terms gearbeitet. Die Recherche erfolgte nach Sturma et al. (2016, S. 212ff).

2.2.1 Identifizierung relevanter Literatur

Um bei der Literatursuche relevante Treffer erzielen zu können, schränkte der Autor die Recherche mit bestimmten Kriterien ein. In der Cochrane Library wurde der Filter „stress urinary incontinence" gewählt, um andere Krankheiten, die für diese Seminararbeit irrelevant wären, auszuschließen. In MEDLINE wurde die Recherche auf „Free full text" und auf ein Publikationsdatum, das nicht älter als 5 Jahre ist, begrenzt. Zudem wurde die Suche mit dem Filter „Clinical Study" eingeschränkt. Die Suchbegriffe in der „Advanced"-Suche waren „quality of life AND pelvic floor training OR pelvic floor rehabilitation AND urinary incontinence AND women", wodurch beim ersten Versuch 33 Treffer erzielt wurden. Ein weiterer Versuch mit anderen Komponenten ergab 19 Studien, in der Datenbank CINAHL Complete fanden sich hingegen 34. Mit diesem Verfahren wurden somit die Treffer auf fünf für die Forschungsfrage relevante Studien beschränkt.

2.2.2 Selektion relevanter Literatur und kritische Bewertung

Für die Selektion relevanter Literatur galten die Filter, die bereits bei der Identifizierung gesetzt wurden. Zudem wurden die Titel und die Abstracts der identifizierten Publikationen eingesehen und der Großteil davon nicht verwertet, da diese den vom Autor gesetzten Filtern nicht entsprachen. So wurden mehrere Studien ausgeschlossen, weil sie zum Beispiel spanischsprachig waren oder von männlichen Patienten handelten. Übrig blieben fünf Studien, von denen der Volltext durchgelesen wurde. Davon wurde eine ausgeschlossen, da deren Thematik nicht mit den anderen Studien übereinstimmte. Diese beschäftigte sich nicht spezifisch mit dem Beckenbodentraining bei Frauen mit Harninkontinenz, sondern spezialisierte sich auf andere mögliche Interventionen. Eine weitere Studie wurde ausgeschlossen, die Harninkontinenz allgemein beschrieb, jedoch nicht näher auf Behandlungsmethoden einging. Somit blieben drei Studien übrig, die jeweils einer kritischen Würdigung nach Panfil (2013, S. 209ff) unterzogen wurden. Der Autor hat diese Studien für geeignet befunden, da es in diesen um Interventionen bei stressassoziierter Harninkontinenz geht, im speziellen um das Beckenbodentraining. Zudem sind die Ergebnisse dieser Studien gut miteinander vergleichbar. Auf der nächsten Seite wird die Literaturrecherche in einem Flussdiagramm grafisch dargestellt.

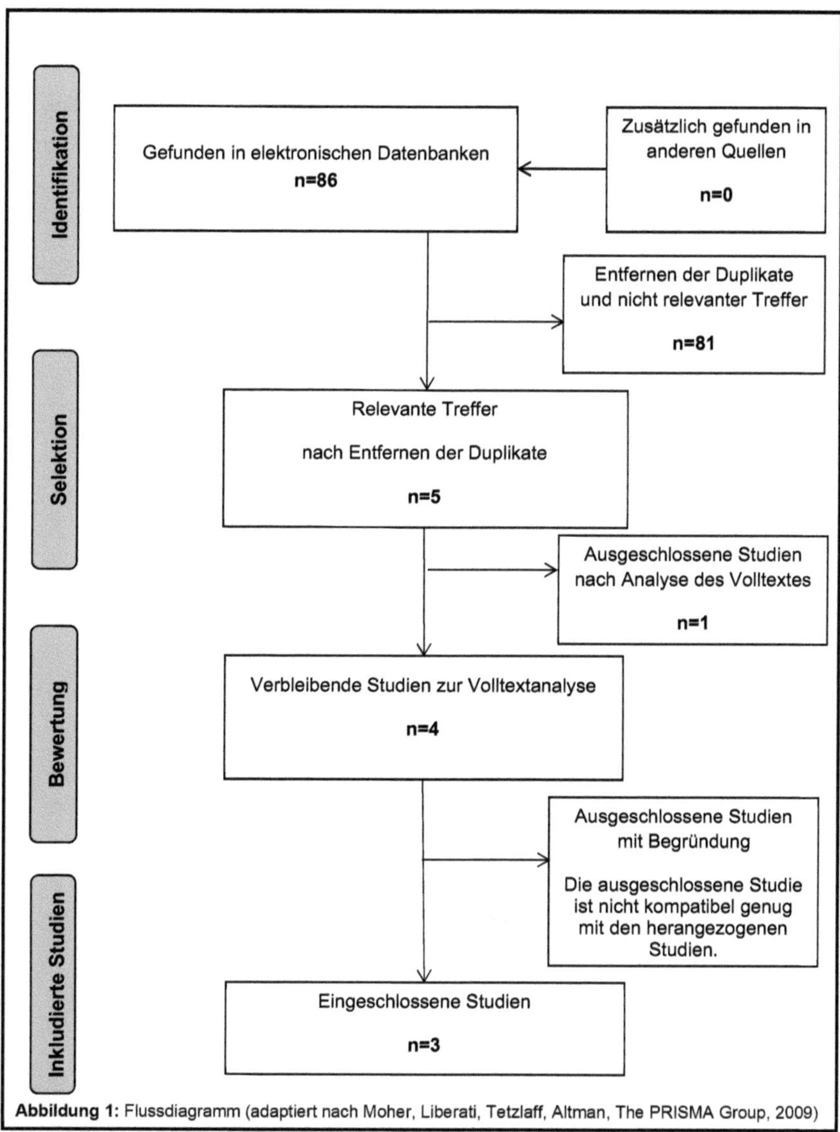

Abbildung 1: Flussdiagramm (adaptiert nach Moher, Liberati, Tetzlaff, Altman, The PRISMA Group, 2009)

3 Ergebnisse

In diesem Kapitel erfolgt die Deskription der Studien und die Beantwortung der Forschungsfrage. Im Anschluss werden die Ergebnisse resümiert.

3.1 Tabellarische Darstellung von Studien

In nachfolgender Tabelle 1 sind die relevanten Daten der eingeschlossenen Studien ersichtlich und zusammengefasst.

Tabelle 1: Deskription der Studie (eigene Darstellung, 2019)

Autor / Jahr / Land	Ziel(e) / Forschungsfrage(n)	Studiendesign / Stichprobe	Datenerhebung / Assessmentinstrumente	Ergebnisse

Balmforth, Mantle, Bidmead & Cardozo (2006), Großbritannien	Eruierung der Wirkung des Beckenbodentrainings auf die Blasenfunktion und auf die Lebensqualität von Frauen mit bekannter stressassoziierter Harninkontinenz	Prospektive Beobachtungs-studie
		
		Gelegenheitsstichprobe
		
		Teilnehmer N=84
		Frauen n=84
		
		Einschlusskriterien:
		• Diagnose einer leichten oder schweren stress-assoziierten Harn-inkontinenz
		• Sonographie zur Überprüfung der Blasenmobilität vor Beginn der Studie
			Assessmentinstrumente:
			• King's Health Questionnaire (KHQ)
			• Test mit einer Binde
			• Beckenbodentraining – pelvic floor muscle training (PFMT)
			
			Datenanalyse:
			• Wilcoxon signed rank Test
				• Im letzten Trainingsprogramm wurde eine signifikante Reduzierung des Harnverlustes auf den Binden festgestellt ($p<0.001$)
				• Steigerung der Lebensqualität in sechs der neun KHQ-Bereiche
				  • Schlafverhalten ($p=0.023$)
				  • soziale Einschränkung ($p=0.009$)
				• PFMT verbessert Kontraktionen
				• PFMT führt zu einer erhöhten Beckenbodenfunktion ($p=0.009$)
				• PFMT sorgt für den Rückgang von stressassoziierter Harninkontinenz

Borello-France, Zyczynski, Downey, Rause & Wister (2006), USA	Veränderungen der Lebensqualität von Frauen mit stressassoziierter Harninkontinenz nach Einsatz von Beckenbodenmuskulatur-übungen	Research Report Gelegenheitsstichprobe Teilnehmer N=44 Frauen n=44 Einschlusskriterien: • Alter von 38 bis 70 Jahren • Das Notieren von Symptomen mindestens einmal die Woche • Das Führen eines Blasentagebuchs	Assessmentinstrumente: • Incontinence Impact Questionnaire (IIQ) • Beckenbodentraining • Ohaus-Modell CR 1200 Portable Advanced Scale • Brink-Skala Datenanalyse: • Unabhängiger t-Test • Mann-Whitney-U-Test • Chi-Quadrat-Test • Einmalanalyse von Kruskal-Wallis	• Nach der Intervention wurde weniger Harn in den Binden als vor Beginn des Interventions-programms beobachtet • Das Beckenbodentraining beeinflusst die Lebensqualität positiv • Signifikante Zunahme der Kontraktionen nach den Übungen ($p=0.000$) • Erhöhte Muskelkontraktion führt zu einem besser funktionierenden Beckenboden • Bei mehr als 40 Prozent der Frauen verschwinden die Symptome einer Harninkontinenz nach dem Trainingsprogramm vollständig ($p=0.004$)

Fitz, Costa, Yamamoto, Resende, Stüpp, Sartori, Girao & Castro (2012), Brasilien	Auseinandersetzung mit den Auswirkungen des Beckenbodentrainings (PFMT) auf die Lebensqualität von Frauen mit stressassoziierter Harninkontinenz	Prospektive klinische Studie
		
		Gelegenheitsstichprobe
		
		Teilnehmer N=36
		Frauen n=36
		
		Einschlusskriterien:
		• Diagnose von stress-assoziieter Harn-inkontinenz
			Assessmentinstrumente:
			• King's Health Questionnaire (KHQ)
			• PFMT
			• Führung eines Tagebuchs
			• Trainingsprotokoll für die Beckenbodenübungen
			• Oxford-Skala
			
			Datenanalyse:
			• Wilcoxon signed rank Test
				• Geringerer Harnverlust durch das PFMT
				• Verbesserung der Lebensqualität in allen KHQ-Bereichen
				  • Schlafverhalten (p=0.003)
				  • soziale Einschränkung (p<0.001)
				• Stärkere Entwicklung der Kontraktion durch das PFMT
				• Signifikante Verbesserung der Beckenbodenfunktion (p=0.000)
				• Signifikante Abnahme der Harninkontinenz (p=0.001)

3.2 Deskription der Studie

Im folgenden Abschnitt werden die Studien von Balmforth et al. (2006), Borello-France et al. (2006) und Fitz et al. (2012) nach dem EME-Format zusammengefasst.

Balmforth et al. (2006)

Balmforth et al. (2006) beschreiben in ihrer Studie die Relation zwischen dem Beckenbodentraining und der Blasenmobilität sowie der Lebensqualität von Frauen mit stressassoziierter Harninkontinenz. Diese Beziehung wird unter Einfluss verschiedener Assessmentinstrumente dargestellt. Im Speziellen wird auf das PFMT (pelvic floor muscle training), welches von Physiotherapeuten durchgeführt wurde, eingegangen und die Frage gestellt, wie sich diese Intervention auf die Lebensumstände der betroffenen Frauen auswirkt. Außerdem wurde das KHQ zur Bestimmung etlicher Variablen wie beispielsweise dem Schlafverhalten oder der körperlichen Einschränkung herangezogen. Ergänzt wurden diese Instrumente durch einen Bindentest, bei welchem das Ausmaß der Harnausscheidung nach einem 30-minütigen PFMT bestimmt wurde. In der vorliegenden prospektiven Beobachtungsstudie wurden in Summe 84 Probandinnen unter den Einschlusskriterien einer diagnostizierten, stressassoziierten Harninkontinenz und einer verpflichtenden sonographischen Untersuchung vor Beginn der Studie rekrutiert. Nach der Datensammlung wurde mittels Assessmentinstrumenten der Zusammenhang mehrerer Variablen aufgezeigt, welche mittels Wilcoxon signed rank Test analysiert wurden. Daraus ergab sich eine signifikante Verminderung des unwillkürlichen Harnabganges auf den Einlagen ($p<0.001$). Bei der Auswertung der Kontraktionen im Beckenbereich war beim letzten Training eine Steigerung zu erkennen. Des Weiteren konnte eine rückläufige Harninkontinenz in Folge des PFMT beobachtet werden. Bei zwei Drittel der Domänen aus dem KHQ konnte eine positive Entwicklung festgestellt werden. So konnten die Teilnehmerinnen nach dem Interventionsprogramm besser schlafen ($p=0.023$) oder hatten mit weniger sozialen Einbußen zu kämpfen ($p=0.009$) (Balmforth et al., 2006). Laut Balmforth et al. (2006) eignet sich PFMT zur Bekämpfung von stressassoziierter Harninkontinenz und führt zu einer verstärkten Beckenbodenfunktion ($p=0.009$).

Borello-France et al. (2006)

In der Einleitung des Reports von Borello-France et al. (2006) wird die Bedeutung des Beckenbodentrainings für Harninkontinenzpatientinnen und ihre Auswirkung auf deren Lebensqualität erläutert. Für die Studie wurden insgesamt 44 Teilnehmerinnen herangezogen. Durch verschiedene Assessmentmethoden wie IIQ, Ohaus-Modell CR 1200 Portable Advanced Scale und Brink-Skala wurden die Daten erhoben. Das IIQ maß dabei die Lebensqualität der teilnehmenden Frauen. Der Effekt des Beckenbodentrainings wurde durch die Brink-Skala eruiert. Mit dem Ohaus-Modell CR 1200 Portable Advanced Scale wurde der Harnverlust der Frauen erhoben. Hierbei wurde nach einer zurückgelassenen Strecke von 45 Metern unter Berücksichtigung eines bestimmten Tempos die Harnmenge auf den Binden bestimmt. Als Einschlusskriterien zur Durchführung dieser Studie wurde ein Alter von 38 bis 70 Jahren, das schriftliche Festhalten von Symptomen von Minimum einmal in der Woche und die Voraussetzung ab Beginn der Studie ein Blasentagebuch zu führen, bestimmt. Anschließend erfolgte die Datenanalyse mit dem unabhängigen t-Test, dem Mann-Whitney-U-Test, dem Chi-Quadrat-Test und der Einmalanalyse von Kruskal-Wallis. Borello-France et al. (2006) kamen zum Ergebnis, dass Beckenbodenübungen die Lebensqualität der Frauen positiv beeinflussten. Überdies ist im Laufe der Übungen eine signifikante Zunahme der Kontraktionen festgestellt worden ($p=0.000$). Infolgedessen konnte eine erhöhte Beckenbodenfunktion durch eine Steigerung der Muskelkontraktion ermittelt werden. Zudem wurde nach dem Trainingsprogramm weniger Urin in den Binden festgestellt, als vor dem Trainingsprogramm. Bei fast 41 Prozent der Frauen traten die Symptome der stressassoziierten Harninkontinenz nach Abschluss des Beckenbodentrainings nicht mehr auf ($p=0.004$) (Borello-France et al., 2006). Borello-France et al. (2006) erläutern zusammenfassend, dass das Beckenbodentraining zur Heilung oder Milderung einer Harninkontinenz taugt und somit auch zur Besserung der Lebensumstände führen kann.

Fitz et al. (2012)

In der prospektiven, klinischen Studie von Fitz et al. (2012) veranschaulichen die Autoren den Einfluss des Beckenbodentrainings auf die Lebensqualität von Frauen, die an einer stressassoziierten Harninkontinenz leiden. 36 Teilnehmerinnen wurden unter der Bedingung einer diagnostizierten, stressassoziierten Harninkontinenz in die Studie inkludiert. Weitere Einschlusskriterien können der Studie nicht entnommen werden. Fitz et al. (2012) erwähnen lediglich, dass Frauen mit neuromuskulären Erkrankungen, mit einem Prolapsgrad III und IV nach der Klassifizierung von ICS1 und nach Inanspruchnahme einer hormonellen Therapie, nicht in die Untersuchung miteinbezogen wurden. Zur Erhebung von Daten wurden verschiedene Instrumente angewendet. Eines davon ist das KHQ, mit dem das Ausmaß der Lebensqualität bei Patientinnen mit in Stress verknüpftem Urinverlust evaluiert wurde. Wie bereits bei Borello-France et al. (2006) führten auch in dieser Studie die betroffenen Frauen ein Blasentagebuch. Weiters wurde bei der Durchführung von Beckenbodenübungen ein Trainingsprotokoll aufgezeichnet. Durch die Oxford-Skala wurde die Leistung der Muskelfunktion angegeben. Die muskuläre Ausdauer der Frauen wurde durch sekundenlange Kontraktionsübungen dargelegt. Die Auswertung der Daten erfolgte mit dem Wilcoxon signed rank Test. Fitz et al. (2012) präsentieren daher die im Folgenden beschriebenen Ergebnisse. Durch das PFMT konnte eine positive Veränderung in allen Domänen der Lebensqualität des KHQs erzielt werden. So konnte ein signifikant besseres Schlafverhalten ($p=0.003$) und eine signifikante Abnahme an sozialen Einschränkungen ($p<0.001$) beobachtet werden. Das PFMT bewirkte generell einen geringeren Urinverlust und führte dementsprechend zu einer signifikanten Verringerung der Harninkontinenz ($p=0.001$). Außerdem erzeugte das PFMT eine erhöhte Kontraktion der Beckenbodenmuskulatur und führte zu einer signifikanten Zunahme der funktionellen Einheit des Beckenbodens ($p=0.000$) (Fitz et al., 2012). Wie schon in den beiden vorherigen Studien, empfehlen auch Fitz et al. (2012) abschließend PFMT, da sich dieses zur Behandlung von stressassoziierter Harninkontinenz eignet.

3.3 Synthese der Studien zu zwei Kernthemen

In diesem Punkt der Seminararbeit werden zwei Kernthemen zur Beantwortung der Forschungsfrage in Form einer Synthese dargestellt.

3.3.1 Harnverlust nach dem Beckenbodentraining

Die Teilnehmerinnen der Studien von Balmforth et al. (2006) und Borello-France et al. (2006) bekamen die Aufgabe, Einlagen in die Unterhose zu platzieren, um den Harnabgang nach dem Trainingsprogramm zu messen. In der Studie von Fitz et al. (2012) wurde der Harnverlust nicht durch Binden, sondern durch subjektive Einschätzung der Probandinnen erhoben. Balmforth et al. (2006) und Borello-France et al. (2006) stellten von Training zu Training ein geringeres Gewicht der Einlagen fest. Das heißt, dass die rekrutierten Frauen nach der letzten Beckenbodenübung wenig bis gar keinen Urin verloren haben. Die von Fitz et al. (2012) herangezogenen Teilnehmerinnen gaben nach dem PFMT-Programm einen verminderten bis keinen bestehenden Abgang von Urin an. Die Autoren der drei Studien (Balmforth et al., 2006; Borello-France et al., 2006; Fitz et al., 2012) sind sich einig, dass diese Erkenntnisse auf das PFMT zurückzuführen seien und diese Intervention durchaus eine geeignete Behandlungsmethode für stressassoziierte Harninkontinenz darstellt.

3.3.2 Lebensqualität nach dem Interventionsprogramm

Sowohl Balmforth et al. (2006) und Borello-France et al. (2006), als auch Fitz et al. (2012) hatten das Ziel, die Auswirkung des PFMTs auf die Lebensqualität von Frauen mit stressassoziierter Harninkontinenz zu untersuchen. Alle drei Studien zeigten eine Verbesserung der Lebensumstände der Frauen durch das angewendete PFMT (Balmforth et al., 2006; Borello-France et al., 2006; Fitz et al., 2012). So konnte eine Besserung der schwankenden Schlafsituation oder die Entwicklung der sozialen Aspekte dem PFMT zugeschrieben werden. Die Autoren kamen daher zum Entschluss, dass Beckenbodenübungen die Lebensqualität der Betroffenen positiv beeinflussen (Balmforth et al., 2006; Borello-France et al., 2006; Fitz et al., 2012).

3.4 Zusammenfassung der Ergebnisse

Die Ergebnisse der Studien von Balmforth et al. (2006), Borello-France et al. (2006) und Fitz et al. (2012) decken sich in einigen Aspekten, wenn diese einander gegenübergestellt werden. So führen Balmforth et al. (2006), Borello-France et al. (2006) und Fitz et al. (2012) an, dass das Ausmaß des Harnverlustes durch das PFMT geringer wurde und daraus die Harninkontinenz generell zurückging oder gar verdrängt wurde. Des Weiteren konnte nach den Übungen eine Zunahme der Kontraktion und demzufolge eine verbesserte Beckenbodenfunktion gemessen werden. Zur Beantwortung der Forschungsfrage stellte sich heraus, dass sich das Beckenbodentraining auf die Lebensqualität der an Harninkontinenz leidendenden Patientinnen hilfreich auswirkt (Balmforth et al., 2006; Borello-France et al., 2006; Fitz et al., 2012).

4 Diskussion mit Limitationen

Sowohl Balmforth et al. (2006) und Borello-France et al. (2006) als auch Fitz et al. (2012) geben an, dass die Beckenbodenkraft einer Frau sich zwischen kontinenten und inkontinenten Frauen unterscheidet. Daher haben Frauen, die bei der Harnausscheidung keine Defizite aufweisen eine erhöhte Beckenbodenfunktion als Frauen, die bei Letzterem funktionalen Einschränkungen unterworfen sind. Zu dieser Erkenntnis kamen auch Hahn et al. (1996) und Mørkved, Salvesen, Bø und Eik-Nes (2002). Die Autoren Graves et al. (1988) wendeten in ihrer Studie auch das Beckenbodentraining zur Stärkung des Beckenbodens und somit zur Verringerung eines Urinabgangs an. Dabei kam es zwar auch zu einem stabileren Beckenboden, dies wurde aber durch weniger Aufwand erreicht als in der Studie von Balmforth et al. (2006). Borello-France et al. (2006) stellten ein höheres Ausmaß an Muskelkontraktionen im geführten Protokoll fest als Bo, Talseth und Holm (1999) und Henalla, Hutchins und Robinson (1989) in ihren Untersuchungen beobachten konnten. Im Unterschied zu Fitz et al. (2012) erforschten Rett, Simoes, Herrmann, Gurgel und Morais (2007) nach der Behandlung eine Verbesserung in acht der neun von dem KHQ bewerteten Bereiche, also eine Verbesserung von zwei Domänen mehr als in der inkludierten Studie. Lediglich die persönlichen Beziehungen entwickelten sich nicht positiv (Rett et al., 2007).

4.1 Limitationen der inkludierten Studien

Balmforth et al. (2006) nennen die alleinige Heranziehung des PFMTs als Einschränkung der Literaturarbeit, da dieses Training nicht die einzige Maßnahme sei, die zur Reduzierung des Harnverlustes führe. Es gebe noch weitere potenzielle Faktoren, auf die die Autoren näher eingehen hätten können. Borello-France et al. (2006) betrachten die Durchführungsweise der Beckenbodenübungen als kritisch, da die Positionen, in welcher die Trainings ausgeführt wurden, unzureichend dokumentiert wurden. Zudem seien laut Borello-France et al. (2006) ihre Ergebnisse mit denen anderer schlecht vergleichbar, da es Abweichungen zwischen dem Trainingsprotokoll und den tatsächlichen Studienergebnissen gebe. Die mangelhafte Dokumentation bezüglich der Übungsdurchführung stellt eine Limitation in der Studie von Fitz et al. (2012) dar. Darüber hinaus liegt kein Vergleich zwischen den Daten aus vorliegenden Studien und einer Kontrollgruppe vor (Fitz et al., 2012).

4.2 Limitationen der Seminararbeit

Als Limitation ist der Literaturhintergrund, der aufgrund der Anforderungen für das Verfassen der Seminararbeit auf englischsprachige Autoren begrenzt wurde, anzugeben. So konnte der Autor türkisch- oder französischsprachige Studien nicht inkludieren, obwohl dieser beide Sprachen beherrscht. Eine weitere Einschränkung dieser Literaturarbeit besteht darin, dass eine maximale Anzahl von drei Studien berücksichtigt werden konnte. Ein weiteres Manko zeigt sich in der Formulierung einer qualitativen Forschungsfrage, weil der Autor lediglich Arbeiten im quantitativen Studiendesign heranziehen konnte, da zu diesem Thema keine qualitativen Forschungen gefunden werden konnten.

5 Schlussfolgerungen

Im folgenden Kapitel wird die Wichtigkeit des Forschungsthemas für die Pflegepraxis und für die Pflegeforschung benannt.

5.1 Relevanz für die Pflegepraxis

Borello-France et al. (2006) betonen die Wichtigkeit des Beckenbodentrainings und empfehlen diese Intervention zur konservativen Behandlung von stressassoziierter Harninkontinenz, da sie die Beckenbodenmuskulatur stärkt, gleichzeitig den unwillkürlichen Harnverlust minimiert und die Lebensqualität der betroffenen Frauen steigert. Auch die Ergebnisse von Balmforth et al. (2006) zeigen, dass das PFMT in der Pflegepraxis durchaus als Behandlungsmethode von stressassoziierter Harninkontinenz herangezogen werden kann, um die Lebensqualität der Patientinnen positiv zu beeinflussen. Aus den gleichen Gründen raten auch Fitz et al. (2012) basierend auf ihren Ergebnissen das Beckenmuskeltraining als Behandlungsstrategie einzusetzen. Um bessere Fortschritte der Beckenbodenübungen zu erzielen, schlagen Balmforth et al. (2006) vor, die Übungen an die einzelnen Trainingsprogramme besser anzupassen. Als Beispiel geben sie die Konzipierung von Trainingsprogrammen für Profisportler an. Durch diese Maßnahmen würde die Therapie bei mehreren Frauen anschlagen (Balmforth et al., 2006).

5.2 Relevanz für die Pflegeforschung

Für die Forschung an sich können nur Ratschläge aus der Studie von Fitz et al. (2012) entnommen werden. Bei der Verwendung eines Fragebogens in anderssprachigen Ländern sollten laut den Autoren die Fragen ordnungsgemäß an die jeweilige Sprache angepasst werden, damit diese eine hohe Zuverlässigkeit und Validität gewährleisten können. So können Forscher zusätzliche klinische Studien in Bezug auf Harninkontinenz in ihren Heimatländern durchführen (Fitz et al., 2012). Außerdem wird empfohlen, weitere Langzeitstudien zu Harninkontinenz aufzuarbeiten, um die Aktualität der vorliegenden Ergebnisse zu überprüfen (Fitz et al., 2012).

6 Literaturverzeichnis

Balmforth, J.R., Mantle, J., Bidmead, J., & Cardozo, L. (2006). A prospective observational trial of pelvic floor muscle training for female stress urinary incontinence. *BJU International*, 98. doi: 10.1111/j.1464-410X.2006.06393.x.

Bo, K., Talseth, T., & Holm, I. (1999). Single blind, randomized controlled trial of pelvic floor exercices, electrical stimulation, vaginal cones, and no treatment in the management of genuine stress incontinence in women. *BMJ*, 318, 487-493.

Borello-France, D.F., Zyczynski, H.M., Downey, P.A., Rause, C.R., & Wister, J.A. (2006). Effect of Pelvic-Floor Muscle Exercise Position on Continence and Quality-of-Life Outcomes in Women With Stress Urinary Incontinence. *Physical Therapy*, 86, 974-986.

Fitz, F.F., Costa, T.F., Yamamoto, D.M., Resende, A.P.M., Stüpp, L., Sartori, M.G.F., Girao, M.J.B.C., & Castro, R.A. (2012). Impact of pelvic floor muscle training on the quality of life in women with urinary incontinence. *Revista da Associacao Médica Brasileira,* 58(2), 155-159.

Graves, J.E., Pollock, M.L., Legget, S.H., Braith, R.W., Carpenter, D.M., & Bishop, L.E. (1988). Effect of reduced training frequency on muscular strength. *Int J Sports Med,* 9, 316-319.

Hahn, I., Milsom, I., Ohlsson, B.L., Ekelund, P., Uhlemann, C., & Fall, M. (1996). Comparative assessment of pelvic floor function using vaginal cones, vaginal digital palpation and vaginal pressure measurement. *Gynecol Obstet Invest,* 41, 269-274.

Henalla, S.M., Hutchins, C.J., & Robinson, P. (1989). Non-operative methods in the treatment of female genuine stress incontinence of urine. *Obstet Gynecol*, 9, 222-225.

Lopes, M.H.B.M., Costa, J.N., Bicalho, M.B., Casale, T.E., Camisao, A.R., & Fernandes, M.L.V. (2018). Profile and quality of life of women in pelvic floor rehabilitation. *Revista Brasileira de Enfermagem REBEn,* 71(5). doi: 10.1590/0034-7167-2017-0602.

Moher, D., Liberti, A., Tetzlaff, J., Altman, D.G., & The PRISMA Group (2009). Preferred Reporting Items for Systematic Reviews and Meta-Analyses. The PRISMA-Statement. *PLoS-Med* 6(7): e1000097. doi: 10.1371/journal.

Mørkved, S., Salvesen, K., Bø, K., & Eik-Nes, S. (2002). Pelvic floor muscle strength and thickness in continent and incontinent nulliparous women. *Neurourol Urodyn,* 21, 358-359.

Panfil, E.M. (2013). Analyse von Forschungsstudien. In H. Brandenburg, E. M. Panfil, & H. Mayer (Hg.), *Pflegewissenschaft. 2. Lehr- und Arbeitsbuch zur Einführung in die Pflegeforschung* (S. 205-212). Bern: Hans Huber Verlag.

Pflege (2019). Harninkontinenz / Blasenschwäche. https://www.pflege.de/leben-im-alter/krankheiten/inkontinenz/harninkontinenz/ (21.01.2019).

Radziminska, A., Straczynska, A., Weber-Rajek, M., Styczynska, H., Strojek, K., & Piekorz, Z. (2018). The impact of pelvic floor muscle training on the quality of life of women with urinary incontinence: a systematic literature review. *Clinical Interventions in Aging*, 13, 957-965.

Rett, M.T., Simoes, J.A., Herrmann, V., Gurgel, M.S.C., & Morais, S.S. (2007). Qualidade de vida em mulheres apos tratamento da incontinência urinária de esforco com fisioterapia. *Revista Brasileira Ginecol Obstet,* 29, 134-140.

Sturma, A., Ritschl, V., Dennhardt, S., & Stamm, T. (2016). Reviews. In V. Ritschl, R. Weigl, & T. Stamm (Hg.), *Wissenschaftliches Arbeiten und Schreiben. Verstehen, Anwenden, Nutzen für die Praxis* (S. 208-221). Berlin, Heidelberg: Springer Verlag.

7 Anhang

Anhang 1: Suchprotokoll

Anhang 2: Kritische Würdigung nach Panfil (2013, S. 209ff)

Anhang 3: Kritische Würdigung der zweiten Studie nach Panfil (2013, S. 209ff)

Anhang 4: Kritische Würdigung der dritten Studie nach Panfil (2013, S. 209ff)

Anhang 1: Suchprotokoll

Suchort und Datum der Suche	*Sucheingabe*	*Treffer*	*Relevante Treffer*	*Information*
14.11.2018 MEDLINE	#1 Quality of life AND pelvic floor training OR pelvic floor rehabilitation AND urinary incontinence	124	0	
	#1 AND women OR female	5147	0	
	#1 AND women Es wurde mit den Filtern „Free full text“, „Veröffentlicht in den letzten fünf Jahren“ und „Clincial Study“ gesucht.	33	3	Eine auf Medline mit diesen Suchbegriffen gefundene Studie wurde für die Seminararbeit herangezogen. Die zweite und dritte Studie wurden ausgeschlossen, da sich der Autor für eine Studie einer Suche mit anderen Suchbegriffen entschieden hat.

14.11.2018 MEDLINE	#1 stress urinary incontinence AND bladder mobility OR bladder function AND physiotherapy Hier wurde der gleiche Filter wie bei der ersten Suche verwendet.	19	1	Mit diesen Suchbegriffen wurde eine relevante Studie gefunden, die in die Arbeit aufgenommen wurde.
15.11.2018 Cochrane Library	#1 quality of life AND stress urinary incontinence AND pelvic floor training AND physiotherapy OR physical therapy Es wurde mit dem Filter „stress urinary incontinence" gesucht	0	0	In der Datenbank Cochrane wurde für die Seminararbeit keine relevante Studie gefunden.
15.11.2018 CINAHL Complete	#1 stress urinary incontinence	34	1	Mit diesen Suchbegriffen wurde eine

	woman AND physical activity AND quality of life AND pelvic floor muscle training OR pelvic floor exercices Hier wurde der gleiche Filter wie bei der ersten Suche verwendet.			relevante Studie gefunden, die in die Arbeit aufgenommen wurde.
23.11.2018 Handsuche in der Bibliothek der Gesundheits- und Krankenpflege-schule Schwaz	Suchbegriff: Beckenboden-training / pelvic floor muscle training	0	0	Die Handsuche ergab einen Treffer, welchen der Autor ebenfalls für die Einleitung zur Erwägung gezogen hat.

Anhang 2: Kritische Würdigung nach Panfil (2013, S. 209ff) - Balmforth et al. (2006)

Kriterium	Detektiv und Buchhalter	Beantwortung
Forschungsfrage	Was ist die Forschungsfrage?	Die Forschungsfrage ist nicht konkret formuliert. Das Ziel ist die Beurteilung der Auswirkungen des Beckenbodentrainings auf die Blasenfunktion bei einer vorhandenen stressassoziierten Harninkontinenz.
Design	Welches Design wurde zur Beantwortung der Forschungsfrage gewählt?	Prospektive Beobachtungsstudie
Literaturanalyse	Welche Literatur wurde genutzt (Alter, Relevanz)? Wie wurde die Literatur gesucht?	Literatur von 1936 bis 2004 Es wird nicht auf die Vorgehensweise bei der Literatursuche eingegangen.
Stichprobe	Welche Art der Stichprobe wurde herangezogen? Sind Ein- und Ausschlusskriterien genannt worden? Wie wurden die Teilnehmer rekrutiert? Wie ist die Größe der Stichprobe bestimmt worden?	Gelegenheitsstichprobe Einschlusskriterien: • Frauen mit der Diagnose einer leichten oder schweren stressassoziierten Harninkontinenz • Eine Sonographie zur Überprüfung der Blasenmobilität vor Beginn der Studie war die Voraussetzung für die Teilnahme Ansonsten werden keine weiteren Einschlusskriterien genannt, lediglich, dass die Teilnehmerinnen alle Ein- und Ausschlusskriterien erfüllen konnten.

		Es werden keine Ausschlusskriterien angeführt. Frauen wurden nach Durchführung eines klinisch urodynamischen Assessments von einer Universitätsklinik rekrutiert. Wie die Größe der Stichprobe bestimmt wurde, bleibt in der Studie ungeklärt.
Methoden zur Datenerhebung	Welche Methoden zur Datenerhebung wurden eingesetzt? Welche Variablen / Phänomene wurden erhoben und wie wurden diese erhoben?	Methoden: • King's Health Questionnaire (KHQ) • Test mit einer Binde • Beckenbodentraining – pelvic floor muscle training Es wurden Variablen wie allgemeine Gesundheitswahrnehmung, Auswirkungen auf den Gesundheitszustand, Rollenbeschränkungen, Schlafverhalten, körperliche Einschränkung und soziale Einschränkungen durch das King's Health Questionnaire erhoben. Außerdem wurde ein validierter Fragebogen von den Teilnehmerinnen ausgefüllt.

		Beim Bindentest wurde die Blase durch einen Katheter entleert und anschließend 250ml Kochsalzlösung in die Blase eingeführt. Danach erhielt jede Frau eine Binde und durchlief ein 30-minütiges Beckenbodentraining. Nach dem Training wurde die Binde abgewogen und so das Ausmaß des Harnröhrenverlustes bestimmt. Das Beckenbodentraining (PFMT) wurde durch einen Physiotherapeuten betreut.
Ethik	Welche Aspekte der Ethik wurden diskutiert?	Die Studie wurde mit der Übereinstimmung der ethischen Normen von South Thames Joint Research Commitee durchgeführt und vom lokalen Ethikausschuss genehmigt.
Analyse	Welche qualitativen und quantitativen Verfahren wurden zur Datenanalyse eingesetzt?	Die Datenanalyse des KHQ erfolgte durch den Wilcoxon signed rank Test. Ein Streudiagramm zeigt den Vergleich zwischen der Blasenfunktion vor und nach der Studie. Die Ergebnisse wurden auf einer „intention-to-treat" Basis analysiert.
Ergebnisse	Welche Informationen werden zur untersuchten Stichprobe gegeben?	Es werden folgende Informationen gegeben: • Eine signifikante Reduzierung der Harnmenge auf den Binden konnte im abschließenden Trainingsprogramm durch ein Reassessment festgestellt werden ($p<0.001$).

		• Ebenso gab es eine Verbesserung der patientenzentrierten Outcome-Messungen mit deutlich besserer Lebensqualität in sechs der neun KHQ-Bereiche. • Das PFMT verbessert Kontraktionen • Die Intervention verringert stressassoziierte Harninkontinenz
Diskussion	Wie sind die Ergebnisse auf dem Hintergrund des bisherigen Standes der Wissenschaft diskutiert worden? Welche Einschränkungen der Studie sind genannt und diskutiert worden? Was sind die Schlussfolgerungen der Studie?	Die Ergebnisse stimmen mit den Resultaten anderer Studien teilweise überein. Auch gibt es welche mit denen sie nicht harmonieren. Kontinente Frauen haben eine höhere Beckenbodenstärke als harninkontinente Frauen. Wissenschaftliche Studien haben gezeigt, dass viel weniger Aufwand erforderlich ist, um die Muskelkraft zu erhalten als beim PFMT erforderlich ist. Einschränkungen: • Ein verbesserter Ruhetonus und das PMFT sind nicht die einzigen Mechanismen, durch die der Harnverlust reduziert wird. Es gibt noch einige andere potenzielle Faktoren, mit der der Verlust behandelt werden kann.

		Schlussfolgerungen: Die vorliegenden Ergebnisse bestätigen bereits veröffentlichte Arbeiten, die zeigen, dass PFMT eine wirksame Behandlung von stressassoziierter Harninkontinenz ist, und liefern einen wichtigen neuen Einblick in die Frage, wie die funktionelle Beckenanatomie durch diese Intervention verändert werden kann.
Übertragbarkeit	Welche Empfehlungen für die Forschung und Praxis haben die Autoren genannt?	Weitere Fortschritte bei der Beurteilung der zugrunde liegenden Mechanismen der PFMT könnten eine bessere Anpassung der einzelnen Trainingsprogramme ermöglichen, so wie Sportprogramme für Spitzensportler beispielsweise konzipiert sind. Dies würde mehr Frauen ermöglichen, von dieser Therapie zu profitieren.

Anhang 3: Kritische Würdigung nach Panfil (2013, S. 209ff) – Borello-France et al. (2006)

Kriterium	**Detektiv und Buchhalter**	**Beantwortung**
Forschungsfrage	Was ist die Forschungsfrage?	Es liegt keine explizite Forschungsfrage vor. Das Ziel dieser Studie wird jedoch in der Einleitung erwähnt. Es soll der Einfluss der Beckenbodenmuskulatur auf die Kontinenz generell und die Lebensqualität bei Frauen mit stressassoziierter Harninkontinenz erhoben werden.
Design	Welches Design wurde zur Beantwortung der Forschungsfrage gewählt?	Research Report
Literaturanalyse	Welche Literatur wurde genutzt (Alter, Relevanz)? Wie wurde die Literatur gesucht?	Literatur von 1951 bis 2005 Die Literatursuche an sich bleibt in der Studie unerwähnt.
Stichprobe	Welche Art der Stichprobe wurde gezogen? Sind Ein- und Ausschlusskriterien genannt worden? Wie wurden die Teilnehmer rekrutiert? Wie ist die Größe der Stichprobe bestimmt worden?	Gelegenheitsstichprobe Einschlusskriterien: • Alter von 38 bis 70 Jahren • Patientinnen mussten mindestens einmal die Woche auftretende Symptome von stressassoziierter Harninkontinenz beschreiben • Das Führen eines Blasentagebuchs

		Ausschlusskriterien: • Schwangere Frauen • Frauen in ambulanter Behandlung • Frauen, die vor Beginn der Studie eine Behandlung von stressassoziierter Harninkontinenz in Anspruch genommen haben • Patientinnen, die vor Beginn der Untersuchung die Durchführung des Beckenbodentrainings beherrschten • Frauen mit Herzschrittmacher • Verwendung eines Intrauterinpessars • Krebs im Beckenbereich • Schwere Endometriose • Neurologische oder metabolische Störungen, die die Blasenfunktion beeinträchtigen Wie die Größe der Stichprobe bestimmt wurde, bleibt in der Studie ungeklärt. Zu den Rekrutierungsquellen gehörten lokale Zeitungsanzeigen, die Website des Magee-Womens Research Institutes und die Überweisungen von Ärzten der Abteilung für Geburtshilfe und Gynäkologie ins Magee-Womens Krankenhaus in Pittsburgh.
Methoden zur Datenerhebung	Welche Methoden zur Datenerhebung wurden eingesetzt? Welche Variablen / Phänomene wurden erhoben und wie wurden diese erhoben?	Methoden: • Incontinence Impact Questionnaire (IIQ) • Beckenbodentraining • Ohaus-Modell CR 1200 Portable Advanced Scale

		Durch das IIQ wurde die Lebensqualität der Teilnehmerinnen gemessen. Die Wirksamkeit des Beckenbodentrainings wird durch die Brink-Skala erhoben. Hierbei werden drei Variablen bewertet: • Muskelkontraktionsdauer • Druckgefühl in den Fingern • Vertikale Verschiebung der Finger Die Ohaus-Modell CR 1200 Portable Advanced Scale wurde zum Wiegen der Binde herangezogen. Nachdem die Teilnehmerinnen die Binden in der Unterwäsche platzierten, wurden sie gebeten eine Strecke von 45 Meter in einem angenehmen Tempo hinter sich zu lassen. Anschließend führten sie fünfmal folgende Manöver durch: Treppensteigen, Husten, Fersenhüpfen und Aufstehen aus der Sitzposition. Schließlich legten die Probanden ihre Hände eine Minute lang unter fließendem Wasser. Die Unterwäsche wurde entfernt und gewogen, um den Urinverlust zu bestimmen.
Ethik	Welche Aspekte der Ethik wurden diskutiert?	Es wurden keine ethischen Aspekte behandelt.
Analyse	Welche qualitativen und quantitativen Verfahren wurden zur Datenanalyse eingesetzt?	Datenanalyse: • Unabhängiger t-Test, Mann-Whitney-U-Test, Chi-Quadrat-Test • Einmalanalyse von Kruskal-Wallis

		Die Ergebnisse wurden auf einer „intention-to-treat“ Basis analysiert.
Ergebnisse	Welche Informationen werden zur untersuchten Stichprobe gegeben?	Folgende Punkte werden präsentiert: • Ein verminderter Harnabgang in die Binden ist dem Interventionsprogramm zu verdanken. • Kontraktionen wurden nach dem Beckenbodentraining signifikant verstärkt ($p=0.000$). • Bessere Kontraktion = Bessere Beckenbodenfunktion • Statistisch signifikante Verbesserungen der IIQ- und Brink-Werte konnten nach der Intervention beobachtet werden ($p=0.000$). • Fast 41% der Frauen erlebten eine 100 prozentige Auflösung ihrer Symptome ($p=0.004$).
Diskussion	Wie sind die Ergebnisse auf dem Hintergrund des bisherigen Standes der Wissenschaft diskutiert worden? Welche Einschränkungen der Studie sind genannt und diskutiert worden? Was sind die Schlussfolgerungen der Studie?	Die Studie stimmt bezüglich der Verbesserung der Muskelkraft- und -leistung, die durch Trainingseinheiten verbessert werden, mit anderen Studien nicht überein. Experimentelle Studien haben gezeigt, dass Verbesserungen der Muskelleistung essentiell für die Trainingsgeschwindigkeit, die Muskellänge oder die Trainingsposition sind. Die Anzahl der festgestellten Muskelkontraktionen im Protokoll der Studie von Borello-France et al. war höher als in anderen Studien.

		Einschränkungen: • Die Einhaltung der Trainingsposition der Teilnehmerinnen wurde formell nicht erfasst. • Unterschiede im Trainingsprotokoll und in den Studienergebnissen schränken den direkten Vergleich der Ergebnisse von Borello-France et al. mit den Ergebnissen anderer Studien ein. Schlussfolgerungen: • Beckenbodenübungen führen zu mehr Lebensqualität, zu mehr Beckenbodenstabilität und zu einer Verringerung des Urinverlustes bei urodynamischen Tests. • Beckenbodenübungen sind als Intervention zur Linderung oder zur Heilung von stressassoziierter Harninkontinenz geeignet.
Übertragbarkeit	Welche Empfehlungen für die Forschung und Praxis haben die Autoren genannt?	Da die Beckenbodenmuskulatur zur Kontinenz beiträgt, indem sie die Beckenorgane unterstützt und den Harnröhrenverschluss verbessert, werden Übungen des Beckenbodenmuskels (PFM) zur konservativen Behandlung von stressassoziierter Harninkontinenz empfohlen.

Anhang 4: Kritische Würdigung nach Panfil (2013, S. 209ff) – Fitz et al. (2012)

Kriterium	Detektiv und Buchhalter	Beantwortung
Forschungsfrage	Was ist die Forschungsfrage?	Der Studie kann keine Forschungsfrage entnommen werden. Das Ziel der Studie ist es, die Auswirkungen des Beckenbodentrainings (PFMT) auf die Lebensqualität von Frauen mit einer stressassoziierten Harninkontinenz zu eruieren.
Design	Welches Design wurde zur Beantwortung der Forschungsfrage gewählt?	Prospektive klinische Studie
Literaturanalyse	Welche Literatur wurde genutzt (Alter, Relevanz)? Wie wurde die Literatur gesucht?	Literatur von 1993 bis 2011 Auf die Literatursuche wird nicht eingegangen.
Stichprobe	Welche Art der Stichprobe wurde gezogen? Sind Ein- und Ausschlusskriterien genannt worden? Wie wurden die Teilnehmer rekrutiert? Wie ist die Größe der Stichprobe bestimmt worden?	Gelegenheitsstichprobe Einschlusskriterium: • Frauen mit der Diagnose von stressassoziierter Harninkontinenz ohne Probleme des Schließmuskels Ausschlusskriterien: • Neuromuskuläre Erkrankungen • Prolapsgrad III und IV nach der Klassifizierung von ICS1 • Einsatz von Hormonersatztherapie Die Rekrutierung der Teilnehmerinnen und die Größe der Stichprobe werden in der Studie nicht erfasst.

Methoden zur Datenerhebung	Welche Methoden zur Datenerhebung wurden eingesetzt? Welche Variablen / Phänomene wurden erhoben und wie wurden diese erhoben?	Methoden: • King's Health Questionnaire (KHQ) • Beckenbodentraining – pelvic floor muscle training (PFMT) • Führung eines Tagebuchs • Trainingsprotokoll für die Beckenbodenübungen Die Muskelfunktion wurde durch Aufzeichnung der folgenden Variablen bewertet: • Leistung, klassifiziert nach der Oxford-Skala • muskuläre Ausdauer, gegeben durch die Aufrechterhaltung der Muskelkontraktion in Sekunden
Ethik	Welche Aspekte der Ethik wurden diskutiert?	Die Ethikkommission für Forschung der UNIFESP hat die Studie genehmigt.
Analyse	Welche qualitativen und quantitativen Verfahren wurden zur Datenanalyse eingesetzt?	Die Datenanalyse des KHQ erfolgte durch den Wilcoxon signed rank Test.
Ergebnisse	Welche Informationen werden zur untersuchten Stichprobe gegeben?	Folgende Punkte werden präsentiert: • Es gab einen deutlichen Rückgang der Durchschnittswerte in allen vom KHQ bewerteten Bereichen. Dies bedeutet, dass die Lebensqualität nach der Durchführung des Programmes in allen Bereichen gestiegen ist. • Die Harninkontinenz an sich ist nach der Durchführung der Studie signifikant zurückgegangen ($p=0{,}001$).

		• Verminderter Harnverlust und eine verminderte nächtliche Harnfrequenz wurden von den Patientinnen beobachtet, beide Symptome wurden durch die tägliche Blasenentleerung beobachtet. • Die Beckenbodenfunktion hat sich nach dem Beckenbodentraining (PFMT) signifikant gesteigert (p=0,000).
Diskussion	Wie sind die Ergebnisse auf dem Hintergrund des bisherigen Standes der Wissenschaft diskutiert worden? Welche Einschränkungen der Studie sind genannt und diskutiert worden? Was sind die Schlussfolgerungen der Studie?	Die Ergebnisse der Studie stimmen weitgehend mit den Ergebnissen anderer Studien überein. Die Autoren warnen davor, dass die Domäne der persönlichen Beziehungen mit Aspekten des Familien- und Sexuallebens zusammenhängen kann und unter den untersuchten Frauen viele das Problem des Harnverlustes ihrer Familie verschwiegen haben könnten. Möglich sei es auch, dass die Teilnehmerinnen sexuell nicht aktiv sein könnten. In der Studie von Rett et al. (2007) wurde nach der Behandlung eine Verbesserung in acht der neun von der KHQ bewerteten Bereiche beobachtet. Lediglich die Domäne der personalen Beziehungen entwickelte sich nicht positiv. Einschränkungen: • Die Durchführung der Übungen wurden in mangelndem Ausmaß dokumentiert. • Darüber hinaus fehlt ein Vergleich zwischen den Daten aus der vorliegenden Studie und einer Kontrollgruppe.

		Schlussfolgerungen: • Basierend auf den Ergebnissen der Studie führte das Beckenmuskeltraining zu einer deutlichen Verbesserung der Lebensqualität bei Frauen mit stressassoziierter Harninkontinenz.
Übertragbarkeit	Welche Empfehlungen für die Forschung und Praxis haben die Autoren genannt?	Die Autoren empfehlen einen ordnungsgemäß übersetzten Fragebogen, der an die portugiesische Sprache angepasst werden und eine hohe Zuverlässigkeit und Validität gewährleisten soll. So könnten mehrere klinische Studien in Bezug auf Harninkontinenz in Brasilien durchgeführt werden. Weitere Studien sollen über die gleiche Thematik erhoben werden um eine Vergleichbarkeit der Ergebnisse zu schaffen.